COMMENT S'ENTENDRE AVEC VOS COLLÈGUES

APPRENDRE À TRAITER AVEC LES GENS AVEC QUI VOUS TRAVAILLEZ, ACTIVITÉS POUR AMÉLIORER LES RELATIONS DE TRAVAIL

Gaston Echevarria

Table des matières

Introduction

Probablement plus de personnes que vous ne le pensez passent la plupart de leur temps à travailler avec d'autres personnes dans une situation liée à l'emploi. Et, à moins d'avoir de la chance, ces personnes ne peuvent pas choisir qui sont leurs collègues.

Malheureusement, tout le monde ne sait pas s'entendre avec les autres. Cela peut causer toutes sortes de situations difficiles, ce qui rend la journée presque impossible à vivre.

Bien travailler avec les autres est crucial dans n'importe quelle situation. Cependant, c'est encore plus important dans un environnement de travail.

Pourquoi est-ce que c'est comme ça ?
Cela se résume à des choses comme
l'efficacité, la productivité et le moral des
employés... pour n'en nommer que
quelques-unes.

La taille de l'entreprise ou de l'entreprise
pour laquelle vous travaillez n'a pas
d'importance. Les règles sont
fondamentalement les mêmes, que vous
travailliez avec quelqu'un d'autre ou avec
1 000 personnes. Chaque individu mérite
le même niveau de considération.

Au cours de votre recherche d'emploi,
avez-vous déjà remarqué l'expression "
devrait bien fonctionner avec les autres "
dans la description ou la demande
d'emploi ? Si c'est le cas, il y a une très
bonne raison à cela. Les employeurs ne
veulent pas embaucher des personnes qui
ne travaillent pas bien avec les autres.
Provoque généralement des problèmes

dès le début.

Définition des autres

Dans ce cas, les "autres" peuvent être définis comme toutes les personnes avec lesquelles vous entrez en contact pendant le travail. Évidemment, la réponse sera différente pour tout le monde. Cependant, il peut s'agir du patron, de vos collègues, des clients ou des clients avec lesquels vous interagissez, de tout fournisseur que vous utilisez, de l'équipe des RH, du personnel d'entretien ou de nettoyage...., et la liste continue.

L'une des principales raisons pour lesquelles il est si important de traiter tout le monde sur un pied d'égalité est que vous ne savez jamais ce qu'une personne peut vous aider ou faire pour vous dans l'avenir. Évidemment, cela signifie ne jamais profiter de l'aide ou de l'empressement de cette personne en particulier pour aider, en aucune circonstance.

Connaissez-vous l'expression "ce n'est pas ce que vous savez, c'est qui vous connaissez" ? Vois les choses comme ça. Quelqu'un avec qui vous n'avez pas d'interaction quotidienne, mais que vous considérez toujours comme une connaissance amicale, pourrait partager quelques conseils avec vous au sujet d'un ami que vous embauchez pour un poste que vous aimeriez avoir. Sans ce conseil, vous ne réaliseriez pas l'opportunité. Ce scénario se produit beaucoup plus souvent que vous ne le pensez probablement. Encore une autre raison d'être prévenant avec tout le monde.

Une autre possibilité est de vous faire un ami que vous n'auriez pas autrement. La diversité sur le lieu de travail est plus fréquente que jamais. Cela donne aux individus une bien meilleure occasion de se faire des amis avec quelqu'un qui ne fait pas partie de leur vie quotidienne. Il peut s'agir d'une personne qui travaille dans un autre service ou de la personne qui entretient le terrain du bureau. Quand il s'agit de se rencontrer et de se faire un nouvel ami, les possibilités sont presque infinies.

Pourquoi il peut être difficile de travailler avec les autres

Il y a plusieurs raisons pour lesquelles il peut être difficile de travailler avec les autres. Beaucoup de gens ont tendance à apporter leur ego sur leur lieu de travail. Il se peut que ces personnes soient vraiment gênées et qu'elles ne soient pas sûres d'elles. Donc, ils utilisent un grand ego comme couverture.

Honnêtement, la grandiloquence de l'œuvre se retourne contre la plupart du temps. Cela crée très rapidement du ressentiment et de la rancune. Lorsqu'un employé ne travaille pas bien avec les autres, pour quelque raison que ce soit, les chances qu'il soit congédié sont élevées.

Si ce comportement inapproprié se poursuit, la même personne court le risque d'être licenciée à plusieurs reprises jusqu'à ce qu'elle trouve enfin un emploi dans lequel il n'est pas important de s'entendre avec les gens. C'est un triste scénario quand on y pense. Ne laissez pas cela vous arriver !

Un autre aspect difficile du travail avec les autres est de s'efforcer d'éviter la concurrence. Si un collègue ne s'entend pas avec vous, c'est peut-être en raison des aspects concurrentiels de votre description de travail et du fait qu'il essaie de vous battre à quelque chose.

Oui, il est vrai qu'un peu de compétition amicale peut attirer les travailleurs pour améliorer leur performance. Cependant, le fait d'améliorer le rendement au travail d'une autre personne pour l'atteindre ne fera rien de plus que de la blesser. Cela peut entraîner une baisse de votre propre rendement et peut même vous inciter à penser à aller de l'avant et à trouver un emploi ailleurs.

L'importance du respect

Si tout le monde au travail n'est pas traité avec respect, cela peut être mauvais pour les affaires. Si vous n'avez pas l'impression d'être traité avec respect au travail, il peut être extrêmement difficile de faire de votre mieux. Il en va de même pour vos collègues. Il se peut qu'ils ne soient pas en mesure de s'acquitter efficacement de leurs tâches lorsqu'un collègue irrespectueux a compromis leur confiance.

Le respect mutuel entre les travailleurs contribue également à favoriser un climat de coopération entre les membres de l'équipe. Si vous respectez les gens avec qui vous travaillez, il est beaucoup plus facile de travailler avec eux pour atteindre un objectif. Si vous n'avez aucun respect pour vos collègues ou leurs compétences, pourquoi compteriez-vous sur eux pour vous aider ?

La meilleure façon pour une équipe d'employés d'établir un lien de respect mutuel est d'offrir une formation et des exercices conçus pour aider chacun à mieux connaître ses collègues et ses compétences. Cela peut être aussi simple que de demander à chaque membre de l'équipe de partager son nom et les parties de son travail où il se sent le mieux.

Dans un environnement où les comportements irrespectueux sont courants, les conflits entre vous et vos collègues sont plus susceptibles de survenir. Mais il est important de ne pas laisser un comportement irrespectueux vous affecter et vous faire agir de la même façon.

Un conflit au travail a un impact négatif sur le moral et la productivité globale. Si vous pensez qu'un collègue ne vous traite pas avec respect, parlez-lui de votre comportement avec calme et respect. Si vous n'êtes pas disposé à en discuter, portez la question à votre patron ou superviseur.

Compétences et habitudes essentielles dont vous avez besoin pour travailler avec les autres

Il existe de nombreuses compétences et habitudes essentielles dont vous avez besoin pour bien travailler avec les autres. Développer les bonnes habitudes, dès le début, aide à vous orienter vers des choses comme un salaire plus élevé et des opportunités de leadership. Comme de plus en plus d'entreprises prennent la décision d'embaucher au sein de l'entreprise, ces choses sont plus importantes que jamais.

Beaucoup de ces choses vous sembleront probablement évidentes. Cependant, s'ils étaient évidents pour tout le monde, ils n'auraient pas besoin d'être énumérés. N'oubliez pas qu'il ne s'agit pas d'une liste complète des compétences et des habitudes dont vous avez besoin pour réussir, mais elle vous donne certainement un bon point de départ. Comme vous pouvez probablement le constater, bon nombre de ces suggestions ne demandent pas beaucoup plus d'efforts que de s'en souvenir. Il n'y a aucune raison de paniquer et de penser que vous devez changer votre mode de vie.

Bien que ces choses puissent sembler insignifiantes lorsqu'on les examine séparément, le fait de ne pas en faire plusieurs s'ajoute à un problème plus vaste. Cela peut vraiment faire la différence entre garder un emploi et se faire virer. C'est particulièrement vrai dans l'économie d'aujourd'hui. Étant donné le nombre élevé de personnes à la recherche active d'un emploi, les employeurs trouvent généralement très facile de pourvoir leurs postes vacants.

Assumer ses responsabilités

Il est toujours important d'assumer la responsabilité des choses que vous faites, surtout lorsque quelque chose ne va pas. Personne n'est parfait. Tous les employeurs, à l'exception d'un petit nombre d'employeurs irréalistes, s'en rendent compte. Si vous faites une erreur et prétendez que ce n'était pas votre faute, non seulement vous ne dites pas la vérité, mais vous donnez aussi l'impression que vous n'aviez pas le contrôle de la situation.

Lorsque vous prendrez vos responsabilités, vous remarquerez probablement deux choses. Premièrement, vos collègues seront probablement plus disposés à vous aider à corriger le problème et à vous aider à réussir. Deuxièmement, ces mêmes personnes se sentiront plus à l'aise avec vous, sachant que vous êtes honnête et que vous ne blâmerez jamais personne d'autre.

➤ *Gardez l'esprit ouvert*

Même dans les situations où vous savez que vous avez raison à 100 %, il est toujours conseillé de garder l'esprit ouvert. C'est particulièrement vrai lorsque vous occupez un poste de direction. Pourquoi est-ce que c'est comme ça ? Si vous n'êtes jamais ouvert à de nouvelles idées ou alternatives, vous pouvez rencontrer quelqu'un qui sait tout. Quand cela se produit, les gens deviennent très rapidement sur la défensive et à partir de là, c'est la descente.

Il est beaucoup plus productif de faire

preuve d'un peu d'humilité et de souci pour trouver vraiment la bonne réponse à chaque problème et situation. Parce que chaque personne a un processus de résolution de problèmes différent, le travail d'équipe a vraiment le potentiel de résoudre les problèmes et de générer de grandes idées beaucoup plus rapidement.

➢ *Respectez vos engagements*

Essayez toujours de donner suffisamment de temps pour terminer les projets à temps, même en cas d'imprévu. Il est préférable de se donner beaucoup plus de temps qu'il n'en faut pour terminer chaque fois que l'on travaille, plutôt que de sous-estimer le temps nécessaire pour accomplir la tâche. Ainsi, vous n'aurez pas à vous inquiéter de décevoir votre employeur ou vos collègues.

Faites un effort supplémentaire. Dans la mesure du possible, gardez toujours une trace de ce qui s'est passé. Cela permet d'accomplir deux choses. Premièrement, elle renforce les relations en milieu de travail. Deuxièmement, il vous donne des renseignements importants sur votre rendement.

> **Pratiquer une bonne hygiène**

Que vous travailliez avec le public ou dans un bureau, une bonne hygiène est essentielle lorsque vous travaillez avec d'autres personnes. Personne ne veut être avec quelqu'un qui sent mauvais ou qui semble avoir dormi dans ses vêtements. Cela ne veut pas dire que tu dois t'habiller comme un riche et célèbre. Cela signifie simplement prendre une douche tous les jours et venir au travail avec une apparence et une odeur présentables.

Si votre budget est limité, pensez à acheter des vêtements dans les magasins d'occasion locaux. Vous pouvez obtenir de bonnes affaires sur des vêtements qui sont parfaitement adaptés au travail. Ces magasins stockent habituellement une grande variété de costumes d'affaires à des prix fantastiques. Il suffit d'être là au bon moment, c'est-à-dire les jours où le point de vente reçoit les livraisons.

> ### *Éteignez votre téléphone*

Presque tout le monde a un téléphone portable de nos jours. Si vous travaillez dans un grand bureau, la sonnerie constante peut être une grande distraction. À moins que vous n'ayez besoin de votre téléphone pour le travail, éteignez-le ou rangez-le. Il est extrêmement impoli de lire rapidement un message texte lorsque quelqu'un vous parle. Cela donne l'impression que votre téléphone est plus important que votre travail. Prenez l'habitude de vérifier vos messages ou d'appeler rapidement pendant les pauses ou le déjeuner.

> ***Partager le crédit***

S'il y a lieu, le partage du crédit avec vos collègues est un signe certain que vous travaillez bien avec les autres. Non seulement cette personne ou des personnes comme vous encore plus qu'avant, mais vous gagnerez probablement un plus haut niveau de respect aussi.

D'un autre côté, si vous ne partagez pas le crédit quand il est dû, vous gagnerez la réputation d'être quelqu'un d'égoïste et de vouloir saboter tout le monde pour essayer d'avancer. Si vous vous en tirez sans que personne ne se plaigne, ne perdez pas de temps à faire la fête. En réalité, la vérité prévaut habituellement et vous n'allez pas aller de l'avant - vous pouvez être en ligne pour les chômeurs.

> ### Ne m'interrompez pas.

Avez-vous déjà été au milieu d'une conversation, juste pour être constamment interrompu ? C'est ennuyeux, n'est-ce pas ? Pour cette raison, ne jamais être celui qui interrompt. Même si vous avez une idée géniale que vous avez hâte de partager, attendez que ce soit votre tour de parler. Respirez profondément et détendez-vous. Vous partagerez vos nouvelles ou vos idées avant même de vous en rendre compte.

Voici un petit secret. Il y a des gens qui ne sont pas si impressionnés quand vous parlez, peu importe à quel point votre idée est fantastique. Ces gens préfèrent parler d'eux-mêmes. Donc, quand tu les laisses parler en premier, c'est un bon moyen de les faire t'aimer. Après cela, ils seront peut-être plus réceptifs à ce que vous dites.

> ***Souriez***

L'acte de sourire est souvent considéré comme le geste le plus puissant d'une personne. La science peut appuyer le fait que les personnes qui sourient sont souvent non seulement plus heureuses, mais aussi plus prospères. Mieux encore, le sourire ne vous coûte pas un sou. C'est gratuit de sourire et de voir comment le monde (ou du moins les gens avec qui vous travaillez) vous redonne votre sourire.

Il est intéressant de noter que certains modules de formation pour les postes de service à la clientèle liés au téléphone obligent les agents à garder un petit miroir à côté de leur téléphone. De cette façon, l'agent peut s'assurer qu'il sourit lorsqu'il parle au client. Croyez-le ou non, la personne de l'autre côté du récepteur peut habituellement entendre le sourire dans la voix de l'agent. Cela rend l'interaction entre les deux beaucoup plus agréable et les ventes beaucoup plus importantes.

> ***Utiliser les ressources***

Bien travailler avec les autres, au mieux de vos capacités, implique parfois l'utilisation de ressources. Selon l'endroit où vous travaillez et votre description de poste, de nombreuses entreprises offrent toutes sortes d'options dont vous pouvez profiter.

Ces ressources peuvent être des séminaires, des séances d'entraînement, des programmes de conditionnement physique, de l'équipement de sécurité gratuit, des conseils en santé mentale et en famille, et plus encore. Si vous rencontrez une bonne ressource qui, selon vous, serait bénéfique pour votre environnement de travail et vos collègues, n'hésitez pas à en parler à votre gestionnaire ou à votre patron, qui sait ? Vous pourriez même recevoir une petite récompense ou une prime pour avoir pris l'initiative de recommander quelque chose qui pourrait aider votre entreprise à réussir.

> ***Ne faites pas de bruit***

Si votre employeur vous permet d'écouter de la musique ou quelque chose de semblable, ne faites pas de bruit. Utilisez des écouteurs ou maintenez le volume à un niveau qui ne vous distraira pas. Rappelez-vous, tout le monde n'aura pas les mêmes goûts musicaux que vous. Si vos collègues n'aiment pas ce qu'ils entendent, il leur sera probablement plus difficile de se concentrer et de faire leur travail correctement. Le temps de faire du bruit est passé après la journée de travail, à moins que vous ne soyez un musicien de rock ou un commissaire-priseur.

> ***Respecter les limites***

Votre travail peut vous obliger à partager un espace avec vos collègues, qu'il s'agisse d'un box, d'un bureau ou d'un véhicule. Si vous êtes proche des autres pendant que vous travaillez, assurez-vous de respecter leurs limites et encouragez-les à respecter les vôtres en retour.

Essayez de ne pas recevoir d'appels téléphoniques au sujet de questions non liées au travail si votre partenaire de cubicule est discrètement concentré sur un projet. De plus, essayez de ne pas en dire trop sur votre vie personnelle, car cela pourrait être trop d'informations pour certaines personnes. Ces limites diffèrent d'une personne à l'autre, donc si vous n'êtes pas sûr que votre comportement dérangera votre collègue, il peut être préférable de demander d'abord.

> ***Apprendre à lâcher prise***

Une fois que vous avez eu un différend avec un collègue de travail, il peut être difficile pour votre relation avec lui de revenir à un état où vous pouvez travailler ensemble efficacement. Si le différend a été réglé, la meilleure chose à faire est de vous concentrer sur le travail. Bien sûr, votre collègue devra aussi se concentrer sur le lâcher prise.

S'ils ont toujours l'air contrariés, voyez s'ils sont prêts à en parler. S'ils vous disent pourquoi ils ne sont toujours pas satisfaits après le règlement du différend, faites ce que vous pouvez pour régler les choses entre vous deux. Si des problèmes persistent entre vous deux, il est préférable d'en informer votre patron ou votre superviseur.

Avantages de travailler efficacement avec les autres

Le travail d'équipe est une chose merveilleuse. Ça peut prendre un peu de temps à tout le monde pour se mettre dans l'ambiance. Mais lorsque cela se produit, c'est bénéfique pour toutes les personnes concernées, sans parler du succès de l'entreprise. Ce sont là quelques-uns des avantages de travailler ensemble au travail. Oui, c'est possible !

✓ **Comble les vides**

Travailler ensemble comble généralement les lacunes. Tout le monde n'a pas les mêmes compétences ou la même éducation. Le travail d'équipe permet aux gens d'apporter leurs propres connaissances à un projet ou à un problème dans son ensemble.

C'est aussi très utile quand quelqu'un est malade. Si personne ne saute pour faire le travail de cette personne, tout peut s'arrêter jusqu'à ce que l'employé se sente assez bien pour retourner au travail. Les entreprises perdent des affaires lorsqu'elles fonctionnent à moins de 100 pour cent.

✓ **Favorise une saine concurrence**

Il n'y a absolument rien de mal à une saine concurrence sur le lieu de travail. Cela conduit souvent à une augmentation de la productivité, ce qui est toujours encouragé. C'est aussi un excellent motivateur. Souvent, lorsque les collègues de travail voient leurs collègues faire un excellent travail, ils veulent faire tout ce qui est possible pour égaler (ou même dépasser) leur rendement.

✓ **Encourage la résolution des conflits**

Peu importe à quel point vous et vos coéquipiers travaillez bien ensemble en tant que groupe, il y a toujours la possibilité d'un conflit de temps à autre. Il n'y a aucune garantie qu'ils puissent être évités complètement. Cela s'explique en partie par le fait que les employés viennent d'horizons différents et ont des façons de faire différentes. C'est ce qui rend le monde et l'environnement de travail si intéressants.

En cas de conflit, votre équipe est forcée de trouver la solution qui convient le mieux à la situation. C'est une très bonne compétence à avoir en main, surtout pour ceux qui s'intéressent à de futures occasions de promotion.

✓ **Inspire la prise de risque**

Vous ne pensez peut-être pas que prendre des risques est quelque chose que vous devriez essayer au travail. Cependant, il y a quelque chose comme une prise de risque "saine". Vois les choses comme ça. Si vous travailliez seul sur un projet et que ce projet échouait d'une façon ou d'une autre, vous seriez responsable de l'échec dans son intégralité.

D'autre part, si vous travaillez en équipe, vos collègues partagent non seulement leurs idées, mais aussi le succès ou l'échec du résultat final. Essentiellement, le travail d'équipe donne à tous les membres du groupe la liberté de sortir des sentiers battus et de réfléchir à de nouvelles possibilités.

✓ **Augmente l'efficacité**

Plus une équipe d'employés travaille efficacement, plus ils peuvent faire de travail. Bien sûr, avoir plus de gens, c'est pouvoir faire plus d'efforts. Mais, une grande équipe peut se mettre en travers du chemin de l'autre si elle ne travaille pas ensemble efficacement. Même si vous ne travaillez pas directement avec une équipe, une communication efficace avec les autres membres de votre organisation aide à faire les choses le plus rapidement possible.

✓ **Établit la confiance**

Le fait de terminer un projet avec des collègues de travail contribue grandement à établir une relation avec eux. Une fois qu'ils vous aideront à faire les choses, vous saurez que vous pourrez leur faire confiance à nouveau dans l'avenir. Ce sentiment de confiance vous donnera un niveau de sécurité qui facilitera grandement le travail et le partage d'idées avec vos collègues.

D'un autre côté, si les membres de l'équipe ne se font pas confiance, ils peuvent prendre des décisions qui ne sont pas bonnes pour les affaires à long terme. Ils peuvent avoir l'impression d'être les seuls membres de l'équipe à pouvoir faire le travail et donc à essayer de tout faire eux-mêmes. Cela pourrait entraîner une baisse importante de l'efficacité et même des problèmes encore plus graves si le stress supplémentaire fait commettre une erreur à l'employé.

Formation des nouveaux employés

Si vous êtes responsable de la formation des nouveaux employés en milieu de travail, cela aura un impact important sur votre impression de l'organisation dans son ensemble. Si votre formation est efficace et que vous êtes là pour les aider quand ils ont besoin de vous, ils verront que l'entreprise est utile et un bon endroit où travailler. Mais si vous ne leur donnez pas l'aide dont ils ont besoin, il est peu probable qu'ils établissent une relation positive avec l'entreprise. Voici quelques éléments à garder à l'esprit lorsque vous formez un nouvel employé.

> ➤ ***Mettre l'accent sur le renforcement des forces***

Lorsque vous travaillez avec un nouvel employé, soyez conscient des domaines dans lesquels il excelle et encouragez-le à tirer profit de son expérience. Non seulement cela les encouragera à faire du bon travail maintenant, mais cela les préparera aussi à obtenir une promotion pour un emploi qui correspond à leurs compétences dans l'avenir. Demandez-leur aussi s'ils ont d'autres forces qui peuvent les aider à faire leur travail. Ils peuvent aider l'entreprise d'une manière à laquelle vous n'aviez pas pensé auparavant.

> ***Trouver des ressources en ligne (comme vous le faites actuellement)***

Il existe un certain nombre de programmes d'apprentissage différents sur Internet qui conviennent bien à de nombreuses entreprises et organisations différentes. Ces cours comprennent généralement des instructions écrites et des vidéos didactiques, ainsi que des éléments interactifs tels que des jeux-questionnaires, des casse-tête ou même des jeux. Compte tenu de la grande variété de cours offerts, vous devez trouver un cours pour chaque département de votre organisation. Il suffit d'un peu de recherche.

> ### **Demander de l'aide**

Si vous avez de la difuculté à former de nouveaux employés, il est peut-être temps d'appeler à l'aide. Il existe des entreprises de formation professionnelle en milieu de travail qui peuvent aider à éduquer leur personnel sur un grand nombre de sujets.

Généralement, ces groupes viennent directement à votre lieu de travail pour administrer votre formation. Cependant, l'aide fournie peut être très coûteuse. Pour minimiser les coûts de formation, pensez à votre personnel actuel. Si l'un d'entre eux a un talent exceptionnel dans l'un des domaines couverts par votre formation, demandez-leur s'ils seraient prêts à passer du temps avec vos élèves. Ils seront peut-être en mesure de vous donner des idées qui ne vous auraient pas traversé l'esprit.

> ***Encourager l'apprentissage***

C'est difficile d'enseigner à quelqu'un qui ne veut pas entendre ce que vous avez à dire. Et si vos nouveaux employés ne sont pas enthousiastes à l'égard de leur nouvel emploi, il peut être difficile de les former à faire les choses efficacement.

Il est important que vous suscitiez l'intérêt de votre apprenti pour qu'il apprenne à connaître votre travail, plutôt que de simplement vous dire quoi faire. Assurez-vous qu'ils savent qu'il n'y a rien de mal à poser des questions, même s'il s'agit moins de leur travail que de l'entreprise dans son ensemble. Plus ils sont motivés à apprendre, plus leur performance s'améliorera avec le temps.

Donnez-leur quelque chose pour y arriver.

Après avoir donné des instructions à votre nouvel employé sur la façon de faire son travail, donnez-lui quelque chose à faire pour qu'il puisse voir à quel point il peut se souvenir de sa formation. Assurez-vous de les surveiller comme ils le font, mais essayez de ne pas trop vous en mêler à moins qu'ils n'aient besoin d'aide. Non seulement cela vous donne une bonne idée de ce qu'ils ont appris, mais cela les aidera aussi à trouver des façons de l'appliquer à leur nouvel emploi et à se sentir épanouis.

✓ **Gardez le plaisir**

L'une des choses les plus importantes

que vous pouvez faire pour aider à établir une relation entre votre apprenti et votre organisation est de garder le ton léger et amical. Cela ne veut pas dire que vous devriez rendre votre entraînement moins efficace ou que vous ne devriez pas travailler aussi fort pendant la période d'entraînement. Assurez-vous simplement de sourire et de garder les choses positives tout en travaillant avec eux. Non seulement l'apprentissage de leur nouveau travail sera plus agréable pour eux, mais le fait de socialiser avec eux maintenant pourrait aussi les amener à se faire un nouvel ami dans l'avenir.

✓ **Types de conflits en milieu de travail**

Tout comme les conflits dans notre vie personnelle, les conflits en milieu de travail peuvent être difficiles à éviter. Les différends entre collègues de travail sont souvent réglés sans problème entre les parties concernées. Toutefois, il peut parfois être nécessaire de communiquer avec votre service des ressources humaines ou la haute direction pour résoudre le problème si le conflit ne peut être résolu.

Une partie de la gestion efficace des conflits consiste à savoir à quel genre de conflit en milieu de travail vous faites face lorsque le problème survient.

✓ **Leadership**

Un changement de direction, tel qu'un nouveau superviseur ou un nouveau cadre, peut causer des conflits majeurs parmi les employés. Un changement soudain de leadership peut prendre du temps à s'habituer et peut être stressant pour vous et vos collègues au cours du processus.

Des changements radicaux dans le leadership au travail sortent les gens de leur zone de confort lorsqu'ils essaient de s'adapter à de nouvelles règles et techniques, tout en maintenant leur charge de travail. Bien que cela puisse sembler intimidant au premier abord, une grande partie de ce conflit peut être évitée en fournissant un résumé clair de tout changement apporté aux règles en milieu de travail.

✓ **Conflits de caractère**

Les conflits de personnalité sont parmi les problèmes les plus courants chez les collègues de travail. Il peut être difficile de saisir les repères sociaux auxquels vous n'êtes pas habitué, ou de comprendre les manières qui diffèrent des vôtres et des personnes avec lesquelles vous êtes en contact régulier. Il vaut mieux essayer de ne pas prendre les choses de façon si personnelle pour éviter des confrontations inutiles.

Si vous ne trouvez pas de raison pour laquelle votre collègue agit négativement envers vous, vous avez peut-être remarqué quelque chose qui n'était pas là. Il est très peu probable que votre collègue décide arbitrairement d'être impoli avec vous.

Il est plus facile de se changer soi-même que de changer les autres

En général, il n'est facile pour personne d'améliorer les choses. Vous ne pouvez pas claquer des doigts ou agiter une baguette magique et vous attendre à ce que ces changements se produisent du jour au lendemain. Mais pensez à quel point ce serait formidable s'il était vraiment possible d'accomplir la tâche !

Cependant, gardez ceci à l'esprit. Bien qu'il soit possible de se changer soi-même (avec un peu d'effort - parfois plus que ce que l'on est prêt à y mettre), il est extrêmement difficile de changer les autres. D'ailleurs, quand on prend le temps d'y réfléchir, est-ce qu'on a vraiment ce droit ?

Il est difficile de changer une situation où vous n'avez pas de dossier et tous les faits. C'est la même chose avec une personne. Tant que vous n'avez pas marché dans les chaussures de quelqu'un, vous ne savez pas pourquoi cette personne agit comme elle le fait. Vous avez peut-être une idée générale, mais les généralités ne suffisent pas.

Que vous soyez au travail ou ailleurs, chaque fois que vous avez envie de changer quelqu'un, essayez plutôt ceci. Pensez à ce que VOUS pouvez faire pour améliorer la situation. Sortir et dire à quelqu'un que vous pensez avoir besoin de changer est un moyen sûr de commencer à éprouver de la rancune entre vous deux. Honnêtement, comment vous sentiriez-vous si les choses changeaient et que quelqu'un vous disait que vous deviez changer votre façon de faire les choses ?

La gestion du temps en est un bon exemple. Vous remarquez qu'un de vos collègues a de la difficulté à respecter l'échéancier pour la réalisation d'un projet. Au lieu d'adresser une plainte à votre gestionnaire, pourquoi ne pas demander au patron s'il y a un moyen d'aider la personne à rester sur la bonne voie ? Il se peut même que vous appreniez quelque chose de nouveau au cours du processus.

Si quelqu'un veut changer et vous demande de l'aide, c'est quelque chose de complètement différent. Faire tout ce qui est en leur pouvoir pour les aider aidera à assurer la transformation qu'ils espèrent réaliser. Parfois, tous les besoins individuels sont une poussée dans la bonne direction. Voyez les choses de cette façon : ils feraient probablement la même chose pour vous.

> ### *Quand appeler le patron*

De nombreux conflits interpersonnels au travail peuvent être résolus sans la participation de la direction. Vos collègues sont des adultes et vous devriez être en mesure de parvenir à un résultat raisonnable pour tout différend que vous pourriez avoir. Même si c'est une bonne idée de tenir votre patron au courant de ce qui se passe entre vous et vos collègues, le fait d'aller les voir pour chaque problème peut amener vos collègues à croire que vous n'êtes pas prêts à écouter leur version de l'histoire.

Cependant, si aucun de vous ne veut faire de compromis sur la question, il serait peut-être bon qu'un superviseur ou un représentant des RH médite sur le conflit pour vous. Fixez un moment où tout le monde peut se rencontrer pour résoudre le problème. Avec une partie neutre impliquée pour écouter les deux côtés de l'histoire, ils peuvent être plus enclins à arrêter tout comportement qui cause un problème.

➢ *Ouvrages introvertis*

Si vous êtes introverti, vous pouvez quand même profiter des conseils offerts dans ce rapport. Tu n'auras plus à dépendre de lui si souvent. Si vous êtes du type timide, envisagez de postuler pour le type d'emploi suivant. Si vous n'en trouvez pas un tout de suite, n'abandonnez pas. Ils sont là dehors.

➢ *Soins des animaux*

Si vous aimez les animaux, pensez à

trouver un emploi dans un cabinet de vétérinaire, un refuge pour animaux ou même un animalerie. Bien que le salaire soit inférieur à de nombreuses autres possibilités d'emploi, la plupart du temps est consacré au travail avec les animaux. Laissez l'interaction avec les humains à vos collègues extravertis.

➢ *Gestionnaire des médias sociaux*

Au début, cela peut sembler un choix étrange. Oui, le travail exige une interaction avec les gens. Mais comme tout se fait sur Internet, vous n'avez pas besoin d'être face à face avec les gens avec qui vous communiquez. Avec la popularité croissante des plateformes sociales, il est probable qu'il y ait toujours un besoin pour ce poste de direction en coulisse.

> ### *sténographe judiciaire*

Au moment de la rédaction du présent rapport, le Bureau of Labor Statistics indique que le revenu moyen d'un sténographe judiciaire n'est que de 50 000 $ par année. Bien qu'un sténographe judiciaire soit tenu d'être présent dans la salle d'audience, il a très peu d'interaction avec qui que ce soit. Le seul moment où ce discours est nécessaire, c'est lorsque quelqu'un demande à la personne de lire une partie de la transcription de la cour.

> ### *Écrivain indépendant*

Grâce à la popularité d'Internet, les possibilités d'écrire à la pige semblent être partout. Mieux encore, vous n'avez pas besoin d'un diplôme universitaire pour commencer. Si vous pouvez écrire d'une manière intéressante et que vous avez une connaissance de base de la grammaire, les clients attendent votre aide.

Généralement, le seul moment où vous avez le temps d'interagir avec quelqu'un, c'est lorsque vous parlez d'un emploi possible ou que vous avez des questions pour un client actuel. Même dans ce cas, presque tout peut être fait par courriel.

> ***Traducteur***

Si vous parlez une ou plusieurs langues étrangères, pourquoi ne pas faire un usage supplémentaire de ces compétences ? Le travail d'un traducteur consiste simplement à convertir des documents écrits ou des enregistrements audio d'une langue à une autre. Aucune participation supplémentaire de collègues n'est requise.

D'autres options possibles, avec une interaction humaine limitée, comprennent ce qui suit :

- Conducteur de camion ou concessionnaire
- Agent de sécurité
- Compteur
- Paysagiste
- Concierge
- Technicien de laboratoire ou chercheur
- Artiste
- Concepteur graphique

Pour plus d'idées, prenez environ une heure pour faire une recherche en ligne. Vous serez probablement surpris par les suggestions d'emploi pour les personnes qui préfèrent limiter l'interaction avec leurs collègues.

Conclusion

Cette information n'est qu'un petit échantillon des choses que vous pouvez faire pour vous assurer de toujours bien travailler avec les autres, peu importe votre description de poste ou le poste que vous occupez dans l'entreprise. Évidemment, plus il est facile pour vous d'interagir avec vos collègues et vos clients, plus grandes sont les chances d'obtenir une augmentation ou une promotion.

Vous devrez peut-être travailler sur certaines de ces choses avant qu'elles ne deviennent naturelles. La bonne nouvelle, c'est que si c'est le cas, tout va bien. Ne te punis pas pour ça. Il n'existe pas d'employé parfait, peu importe sa formation ou son expérience dans le domaine.

Dans tout travail, deux des traits les plus importants à posséder sont la diligence et l'honnêteté. Tant que vous faites preuve de ces deux qualités, il est très probable que vous réussirez et, mieux encore, que vous vous sentirez à l'aise de le faire.

Tout comme il n'y a pas d'employé parfait, il n'y a pas d'emploi parfait ou de groupe de collègues parfait. Il y aura probablement des moments où vous vous sentirez frustré par les deux, ce qui est parfaitement naturel. Pendant ces périodes, faites tout ce que vous pouvez pour rester positif face à la situation.

Être positif est une décision que vous prenez. Cela ne dépend pas seulement des bonnes choses qui vous arrivent. Si vous restez positif même lorsque les choses ne vont pas bien, vos collègues seront plus susceptibles de remarquer votre attitude et d'essayer de l'égaler.

Certaines personnes sont plus introverties et préfèrent travailler seules. Si vous entrez dans cette catégorie, c'est très bien aussi. Tant que tu peux trouver un travail que tu aimes faire, c'est la chose la plus importante. Cependant, vous voudrez peut-être considérer ceci. En mettant en pratique certaines des suggestions de ce rapport, vous pourriez vous retrouver progressivement un peu plus extraverti.

Si cela se produit et que vous vous sentez plus à l'aise avec les gens, il est peut-être temps d'essayer d'élargir vos horizons professionnels. Ce nouveau sentiment de confiance ne se manifestera pas du jour au lendemain. Mais, avec de la pratique et de la patience, vous finirez peut-être par avoir envie de travailler avec les autres. Et il n'y a certainement rien de mal à cela.

Rappelez-vous simplement que tout ne se passera pas du jour au lendemain et qu'il vous faudra du temps avant de voir un changement dans votre vie pour le mieux.

Maintenant oui, je vous souhaite le meilleur dans vos résultats, et rappelez-vous que tout est pratique ; la théorie sans l'action ne vous est d'aucune utilité. Il apporte tout ce que vous apprenez dans la vie réelle.

Un gros câlin, ton ami, Gaston !

D'ailleurs, quand vous obtiendrez vos

résultats petit à petit, je vous recommande vivement, si vous voulez améliorer vos compétences sociales, je vous recommande vivement, le livre d'un de mes grands amis, sur "COMMENT CONTROLER L'ANSIÉTÉ SOCIALE ET LES ATTAQUES PANIQUES", est un livre qui je suis sûr vous aidera beaucoup pour éviter toute forme d'anxiété. Sans plus attendre, vous pouvez le trouver dans le moteur de recherche Amazon, tel que : "Comment contrôler l'anxiété sociale et les attaques de panique" ou chercher son nom, tel que : "Jorge O. Chiesa".... Encore une fois, je vous souhaite beaucoup de succès dans vos résultats !